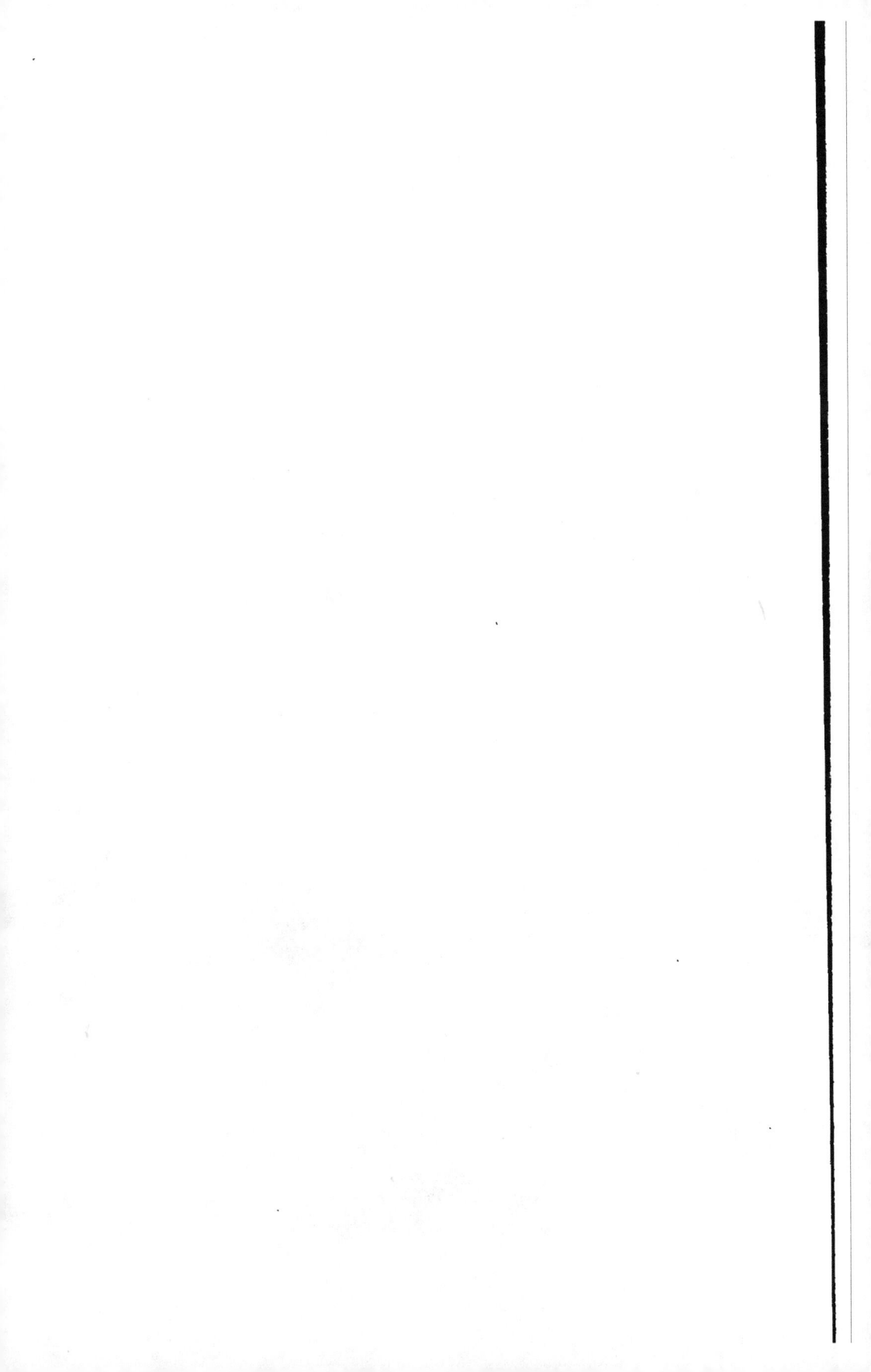

286

CHATEAUBRIAND

L'ANATOMIE DE SES FORMES ET SES AMIES

PHYSIOLOGIE ET PATHOLOGIE SEXUELLES

Tirage à cent exemplaires.

PARIS

LIBRAIRIE L. LAISNEY

5, PLACE DE LA SORBONNE, 5

1912

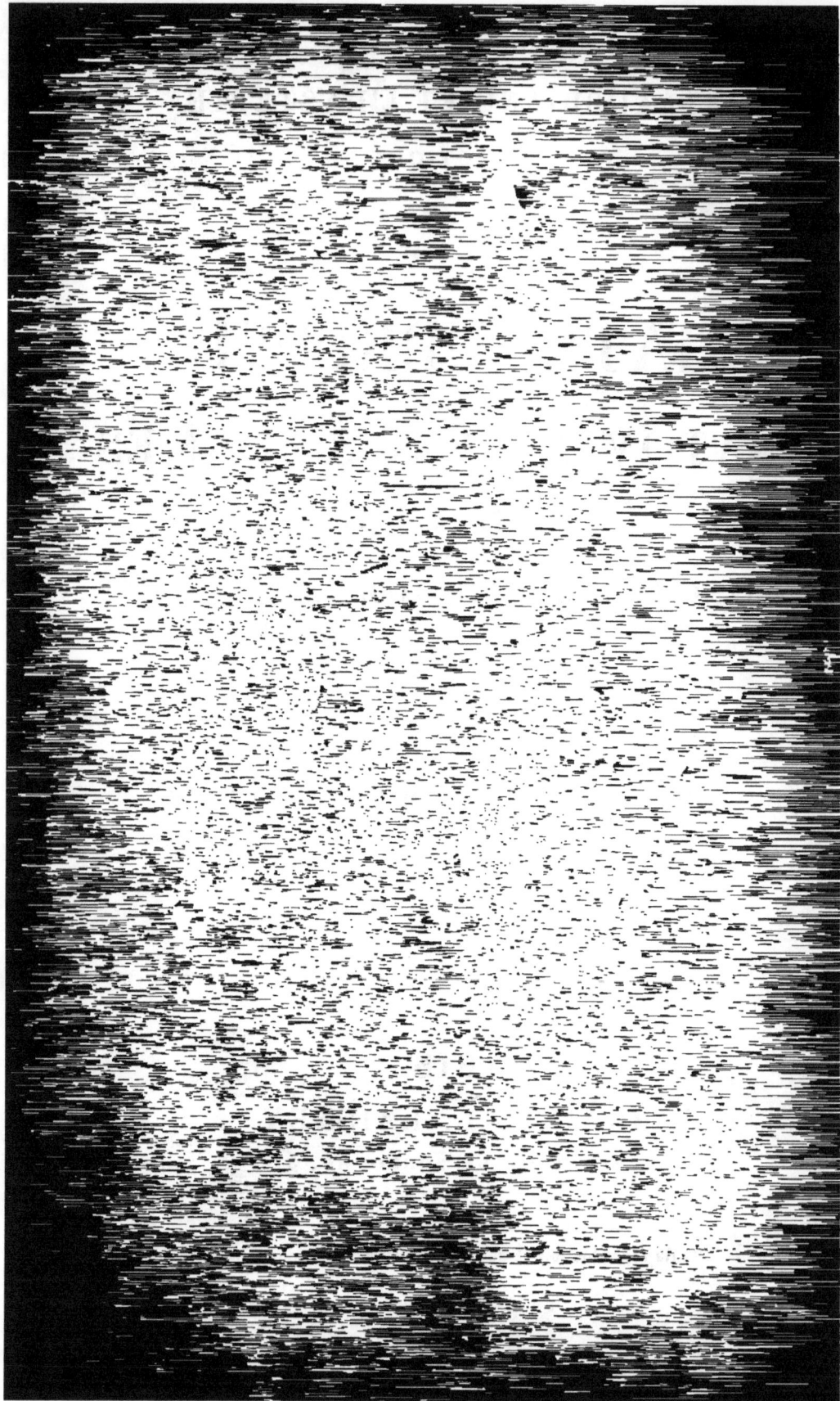

CHATEAUBRIAND

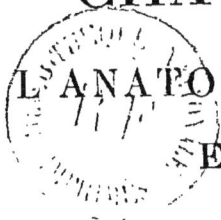

L'ANATOMIE DE SES FORMES ET SES AMIES

PHYSIOLOGIE ET PATHOLOGIE SEXUELLES

LIBRAIRIE L. LAISNEY

PARIS – 5, Place de la Sorbonne, 5 – PARIS

DU MÊME AUTEUR

Chateaubriand et l'hystérie, deuxième tirage, 1911.   1 fr. 25

La Sylphide de Combourg. 1912. . . . .   0 fr. 50

Les « Menteries » de Chateaubriand, 1912. . . . .   1 fr. 25

Paraîtront prochainement :

Chateaubriand financier. Ses idées et ses goûts.

Chateaubriand. Son ennui et ses ennuis.

N. B. — Ces fragments du manuscrit de *Chateaubriand et l'hystérie* (nouvelle édition) ne sont encore que des ébauches, ébauches que l'auteur a cependant jugées assez poussées pour mériter une publicité restreinte. On lui dirait que les imperfections y abondent qu'il n'en serait pas surpris, et se regarderait comme l'obligé de qui les lui signalerait avec précision. La thèse qu'il développe, d'abord très discutée, paraît rallier maintenant quelques suffrages. Son élaboration, emploi de loisirs forcés, a été pour lui moins un labeur qu'un divertissement. Il a résisté à la contagion du bâillement de l'homme qui bâilla sa vie. Le bâillement sera sans doute pour les lecteurs.

Sceaux, juin 1912.

CHATEAUBRIAND ET L'HYSTÉRIE

Par le Dʳ POTIQUET

CHATEAUBRIAND

L'ANATOMIE DE SES FORMES
ET SES AMIES

PHYSIOLOGIE ET PATHOLOGIE SEXUELLES

Tirage à cent exemplaires.

PARIS

LIBRAIRIE L. LAISNEY

5, PLACE DE LA SORBONNE, 5

1912

CHATEAUBRIAND

L'ANATOMIE DE SES FORMES
ET SES AMIES

PHYSIOLOGIE ET PATHOLOGIE SEXUELLES

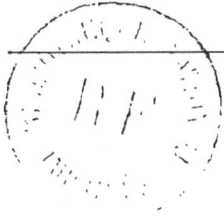

Chateaubriand, dans sa maturité, à l'époque
de ses grands succès féminins, n'était point ce
qu'on appelle un bel homme. Il était de taille
plutôt petite, avait la tête très grosse engoncée
dans des épaules hautes et inégales, « le dos
légèrement voûté », le buste long, « les jambes
fort courtes ». A le considérer au seul point de
vue de l'anatomie des formes, c'était ainsi une
sorte de courtaud, aux segments mal propor-
tionnés.

La grosseur relative de la tête, comparée à la
petitesse de la taille, n'a rien qui doive sur-
prendre : elle est de règle. Le volume de la
tête est, en effet, une quantité qui varie peu
suivant les sujets : elle est d'ordinaire proportionnellement plus grosse chez les hommes de
petite taille que chez ceux de haute stature.

Toutefois, la disproportion entre la tête et la taille était, chez Chateaubriand, plus marquée qu'elle ne l'est généralement ; elle avait frappé A. de Vigny et Sainte-Beuve : le premier qualifie cette tête d'énorme ; « elle avait été évidemment faite pour un autre corps », dit le second.

L'inégalité des épaules est aussi la règle : une symétrie parfaite est, à ce niveau, exceptionnelle ; les tailleurs, qui doivent y remédier, le savent trop. Plus tard, l'âge et les rhumatismes accentuèrent, chez Chateaubriand, cette inégalité, faisant saillir démesurément l'épaule droite. Sous la même influence, le dos se voûta davantage, si bien que ceux qui ne le connurent que dans sa vieillesse le dirent bossu.

Considérées dans leurs rapports avec la taille et le tronc, les jambes de Chateaubriand étaient courtes, comme il arrive souvent aux hommes de petite taille : ce sont surtout les longues jambes qui font les hautes tailles. Mais si l'on en croit A. de Vigny qui le montre, en 1842, croisant sous sa chaise ses petites jambes pendantes, cette disproportion, fort accusée, aurait été choquante.

Ainsi bâti, assez mal, comme on le voit, Chateaubriand trouvait moyen d'être fort séduisant. La tête, en effet, prise en elle-même, avec son

front vaste et « les boucles abondantes de ses
cheveux noirs », était fort belle, quoiqu'un peu
longue dans sa portion faciale. Le regard de ses
yeux bleus tirant sur le pers était plein de charme
et de vivacité, sans doute à la fois « fier et
tendre », comme celui qu'il attribue à René ; le
nez « long et pointu », « presque féminin par la
délicatesse du profil » ; les lèvres ni trop char-
nues ni trop minces ; les dents magnifiques,
encore à soixante ans « éblouissantes » ; le
menton plutôt long et proéminent. Enfin, il
avait son sourire, ce sourire si aimable, si dis-
tingué, si fin que Molé ne peut le comparer,
pour la distinction et la finesse, — comparaison
imprévue — qu'au sourire de Napoléon, sourire
un peu affecté cependant, « sourire de cour plus
que de cœur », dit Lamartine [1].

Il était de constitution robuste, vantait, en 1822,
c'est-à-dire à l'âge de cinquante-quatre ans, en

1. Les traits notés ici ont été empruntés, textuellement pour
la plupart, aux écrits des contemporains, Villemain, Sainte-
Beuve, de Marcellus, Lamartine, Molé, Hortense Allart, A. de
Vigny. Des intermédiairistes obligeants m'ont signalé la brièveté des jambes. (Intermédiaire des chercheurs et curieux.
n[os] des 20 et 30 avril 1912.) Qu'ils veuillent bien trouver ici
mes remerciements.
Les portraits de Chateaubriand sont assez nombreux. Le
plus connu est celui que peignit Girodet en 1809 et que Chateaubriand, dans une lettre à Mme de Vichet, qualifie d'« admi-

dépit des rhumatismes dont il souffrait depuis plus de vingt ans, sa force extraordinaire. M. de Marcellus atteste, en effet, « la vigueur de ses bras et de ses poignets ». La puissante musculature de ses membres supérieurs formait ainsi contraste avec la gracilité et la débilité de ses membres inférieurs. « J'ai encore, comme certains vieux chevaux, de l'ardeur, écrit-il à Fontanes, en 1802, mais les jambes *se refusent.* » Il est bon de remarquer, toutefois, que cette gracilité notée par Lamartine et cette débilité pouvaient être en partie imputables au rhumatisme. Et si l'ardeur dont il parle ne pouvait être longtemps soutenue, du moins, au témoignage de Philarète Chasles, elle se révélait encore en 1829 par « son port de tête, par l'élégance de sa tournure, la hardiesse souple et élastique de sa petite taille, le dramatique de l'attitude et de la pose ».

Ses manières étaient, lorsqu'il le voulait, pleines de bonne grâce, bien qu'un peu guindées.

Peut-être, pour plaire aux femmes, avait-il, en

rable ». A noter un intéressant portrait de profil dessiné par Mme de Custine en 1821, appartenant à la collection de M. Arthur Meyer et reproduit dans le *Gaulois du Dimanche* (7 mars 1912).

apparence du moins, quelque chose de plus que tout cela, des grâces secrètes.

*
* *

Avant d'aller plus loin, que le lecteur soit informé de nouveau que ceci est une étude d'anatomie, de physiologie et de pathologie sexuelles, que les convenances y seront donc forcément piétinées et la décence outragée.

Ce n'est pas dans un salon mondain qu'entre ici le lecteur ; ce n'est pas non plus, à proprement parler, dans le salon d'un mauvais lieu ; c'est dans une sorte de petit sérail, — ainsi l'ont voulu Chateaubriand et Mᵐᵉ de la Tour du Pin [1], — sérail auquel fait suite une salle de démonstration anatomo-physiologique, que prolonge une salle d'hôpital, et, ce qui est pis, d'hôpital spécial, où Chateaubriand sera vu, non seulement en déshabillé, mais, autant que faire se

1. Mᵐᵉ de la Tour du Pin écrit, en 1812, à Mᵐᵉ de Duras : « M. de Chateaubriand me paraît comme une coquette qui veut occuper d'elle beaucoup d'hommes à la fois : il a un petit sérail où il tâche de répandre également ses faveurs pour maintenir son empire ; mais il se garderait bien d'y introduire quelque caractère bien fort et bien tranchant qui irait lever tous les masques, à commencer par le sien. » G. Pailhès, *La duchesse de Duras et Chateaubriand*, p. 103.

pourra, déshabillé. — Attendons-nous à quelques
gaillardises, maugréera quelqu'un. — Hélas !
Qu'on s'en afflige ou qu'on s'en indigne, le médecin vit au milieu de cela et de cela. Nul n'est
grand homme pour son valet de chambre, encore
moins pour son médecin, fût-il posthume et
bénévole. Là où le valet ne glisse qu'un coup
d'œil furtif et malicieux, le praticien pose un
long regard assuré, met la main ou, plus indiscrètement encore, le doigt. Ce sont là grâces
d'état. La curiosité est, pour tout fils d'Escu-
lape, le premier des devoirs. Aucune hypothèse,
si peu flatteuse qu'elle soit pour le patient, ne
lui répugne : on ruse avec lui si souvent ! Dé-
couvrir la vérité, dût-il à cette fin soulever tous
les voiles, pour lui tout est là. Mort ou vif, Dieu
vous garde du médecin !

C'est assez dire que ces pages ne sont pas
écrites pour les enfants de chœur. Manier l'en-
censoir avec force génuflexions peut, dans l'ado-
lescence, être un exercice d'un charme indi-
cible, de quelque utilité même. Les pratiques
extérieures du culte ont du bon, disait à peu
près Joubert, elles plient à la politesse. On peut
encore, dans l'âge mûr, s'adonner à cette occu-
pation cérébralement peu fatigante. Mieux vaut
cependant la laisser au bedeau de la paroisse ;

car ces marques de vénération, qu'elles s'adressent à Chateaubriand ou à quelque autre, sont d'un profit intellectuel plutôt médiocre et n'apprennent pas grand'chose sur le personnage. Il convient plutôt d'étudier celui-ci, et de l'étudier en réaliste, en homme décidé à voir concret, sans amour comme sans haine.

Vilain sentiment que la haine et, ce qui est pis, une sottise, parce que la haine aveugle. Et, à la distance qui nous sépare de lui, Chateaubriand apparaît trop drôle en ses manèges, trop désopilant en ses malices, pour la plupart, cousues de fil blanc, trop dupe de sa vanité même et de sa grandiloquence, trop étourdi et même étourneau ; au total, trop amusant ; au vrai et à cette heure, trop percé à jour et partant inoffensif pour être désormais haï. C'était surtout un grand enfant, comme le pensait Joubert : vaniteux, capricieux, grand faiseur de contes et de mines, grand retrousseur de jupes, de ceux qu'on dit à la fois insupportables et charmants, charmant bien que parfois un peu « impatientant », pour appliquer à son caractère l'épithète dont Stendhal qualifiait son style. Il eut, certes, bien des faiblesses ; mais, comme ces faiblesses nous sont, à quelque degré, avec lui communes, et qu'il eut, par un surcroît moins banal, le génie de l'image et du mot, un peu d'indulgence est ici de droit absolument étroit : on doit, sans rien celer de ses défaillances, pardonner quelque chose à l'homme en considération de l'écrivain.

L'amour, — l'amour pour Chateaubriand qu'un auditoire surtout mondain prétendait imposer, au préalable, à qui s'était avisé de parler de lui avec sincérité[1], — l'amour n'est pas moins aveugle que la haine : avant tout, voir clair, et, pour voir clair, mauvais moyen, n'est-ce pas ? que de se mettre d'abord un bandeau sur les yeux.

* *

Quoique n'ayant rien d'un Antinoüs, Chateaubriand plut beaucoup aux femmes. Aussi celui qui s'intitulait Père de l'Église, avec quelque irrévérence pour ses devanciers, ne connut guère cette vertu, la continence. *Le Génie du Christianisme* avait été très goûté des femmes, la personne de l'auteur ne le fut pas moins ; chose piquante, d'une logique qui eût dérouté et navré

1. M. Jules Lemaître a, au début de sa deuxième conférence, protesté de son amour pour Chateaubriand ; cet amour nous a paru, à certains moments, tenir un peu de celui qu'on peut professer pour tel personnage de la comédie italienne, Scapin, par exemple.

Nicole, le succès du panégyriste de la religion chrétienne favorisa ceux du Don Juan. Il semble inutile d'énumérer ses bonnes fortunes connues, dont l'abbé J. Pailhès, dépositaire de tant de manuscrits précieux, aurait pu, s'il avait été moins discret, allonger la liste. Fermé et morose à l'ordinaire, René est, quand il en prend la peine, tout en dehors, épanoui en grâces et en « blandices ». Il aime ces femmes qui se donnent à lui ; il les aime et surtout elles l'aiment et le choient, se disputant ses attentions, un mot de lui, un regard, le conviant à leur table et, suivant l'expression hyperbolique de Mme de Chateaubriand laissée seule au logis, « ne voulant pas qu'il mange autre chose que des feuilles de roses humectées de rosée ». Peut-être, suivant la remarque de Chamfort, entre-t-il beaucoup de vanité dans cet amour pour un homme à la mode ; peut-être l'attachement de chacune d'elles se fonde-t-il moins sur l'opinion qu'elle a du sujet que sur l'opinion qu'en ont les autres femmes. Pour lui, il les aime, et, non dénué de sens pratique, il les utilise, tirant parti de l'influence ou de la séduction qu'elles exercent sur d'autres hommes pour se pousser dans la politique, échauffant simultanément le zèle de deux rivales qui ahanent à le hisser sur la scène enviée du

Congrès de Vérone [1], ou encore, s'il se peut, mettant à profit leur affection pour réparer le désordre de ses finances. Il les aime, mais toujours rétif et capricieux sous le joug, toujours mobile et d'humeur volage, d'attitude sensiblement différente avant et après la victoire, il les torture et les désespère au moins autant qu'il les aime : attentif à réserver son moi, il se prête plutôt qu'il ne se donne. (Faguet) Ses sympathies sont surtout des sympathies d'épiderme.

Il s'était donné une fois, à vingt-trois ans, pour toujours, et, depuis, toujours il s'en mordait les doigts. La jeune fille était « fort jolie ». Il avait cru l'opération financièrement avantageuse : elle l'aurait été sans la Révolution qui dépouilla bientôt de presque toutes ses rentes celle à qui il avait donné son nom. Sans doute il entre un peu de cette lointaine et particulière rancœur dans ses imprécations contre le mariage en général, imprécations d'un illogisme étourdi dans la bouche du chrétien qu'il prétendait être. « Comme j'étais peu fait pour cela ! » écrit-il à Mme de Custine, et répète-t-il sous diverses formes.

Sur ce grave chapitre de l'union des sexes,

1. G. Pailhès, *La duchesse de Duras et Chateaubriand*, p. 214. — G. Maugras et le comte de Croze-Lemercier, *Delphine de Sabran, marquise de Custine*, p. 551.

pour quoi se croyait-il donc fait ? Ce n'était pas, certes, pour le célibat — un célibat effectif s'entend — ; l'événement le démontra surabondamment. N'était-ce pas plutôt pour l'union libre ? Ce grand amant de la solitude aimait, en effet, une certaine façon de solitude, la solitude à deux, et encore à la condition que, de temps à autre, la seconde personne s'effaçât devant quelque autre. Et même la solitude à trois ne lui répugnait pas absolument, ses deux vis-à-vis s'ignorant l'une l'autre : trinité qui n'a rien d'auguste, quoique enveloppée de mystère. Ses amours tendaient, en effet, à s'imbriquer avant de se succéder. L'amour était pour lui un jeu ; il y craignait les lacunes, et se munissait d'un divertissement nouveau avant de rompre avec le divertissement présent. « Et c'est ainsi que Mme de Beaumont eut à se plaindre de Mme de Custine ; et Mme de Custine de Mme de Noailles ; et Mme de Duras de Mme Récamier. » — Eh quoi ! vous aussi, Juliette, et cette coquetterie dite angélique ? Comment ? Vous aussi, vous faisiez la bête ! — « Et Mme Récamier de Mme de C. (de Castellane) ; et Mme de C. de Mme Hamelin. — Ce n'est pas tout, ce n'est pas tout ! [1] »

1. M. André Beaunier, *Trois amies de Chateaubriand*, p. 188.

Sur cet article, Chateaubriand se montre ainsi plus pénétré de l'esprit de Chamfort, dont il avait été l'ami, que de celui de l'Évangile ; même après *le Génie du Christianisme,* il comprend et pratique l'amour tel que le définissait le compagnon dont il goûtait si fort les saillies vers 1789[1], et qui restera pour lui un maître plus écouté que saint Paul en ses Épîtres[2]. Sans

1. « L'amour, tel qu'il existe dans la société, n'est que l'échange de deux fantaisies et le contact de deux épidermes. » Œuvres choisies de Chamfort, édit. de Lescure, t. I, p. 12.

2. « J'invite le lecteur, écrit Chateaubriand en 1797 (*Essai sur les Révolutions,* édit. Garnier, p. 340), à lire le volume des Maximes de Chamfort.... : la sensibilité, le tour original, la profondeur des pensées en font un des plus intéressants comme un des meilleurs ouvrages de notre siècle. » Suit l'éloge de Chamfort qu'il dit avoir souvent vu à Paris chez M. Ginguené et avoir reçu plusieurs fois à souper dans sa famille. éloge qu'il rétracte dans l'édition de l'*Essai* publiée en 1826. tout en convenant « de l'espèce d'empire qu'exerçait sur lui, dans sa jeunesse, toute renommée littéraire ». L'influence exercée sur lui, à ce moment, par Chamfort ne semble pas avoir été seulement littéraire : elle paraît avoir été aussi d'ordre philosophique. « Montrons notre philosophie », dit-il dans l'édition de l'*Essai* de 1797 : et, sur les sept maximes qu'il exhibe quatre sont empruntées à l'ami d'autrefois. Comparez *Mémoires d'outre-tombe,* t. I, p. 227, 305 ; t, II, p. 42.

M. Victor Giraud, qui pourtant sait son Chateaubriand sur le bout du doigt, omet de signaler cette influence de Chamfort ; il oublie même son nom dans l'énumération des principales relations littéraires de Chateaubriand vers 1789. Il y aurait là, ce semble, un petit vide à combler dans une édition prochaine des intéressantes *Nouvelles études sur Chateaubriand.*

nul doute, à tous deux l'amour plaisait plus que
le mariage, « par la raison que les romans sont
plus amusants que l'histoire [1] ». En cela, et par
plusieurs de ses façons frivoles et peu pertinentes
de penser et d'agir, Chateaubriand était resté
homme, ou plutôt gentilhomme du xviiie siècle ;
il avait pris ce pli vers sa vingtième année et il
ne s'en défera pas. Son christianisme, surtout de
surface, aura l'aspect et la fragilité du plaqué.

Cependant, chez lui, comme chez Chamfort,
une veine d'amer pessimisme jaillit de la source
même des voluptés, — *nescio amari aliquid...* — :
mais, si Chamfort persifle le mariage, qu'il
ignore, en phrases brèves et acérées, Chateaubriand, dans ses *Mémoires*, invective contre les
justes noces, qu'il connaît trop, avec solennité
et âpreté. A chacun son tour d'esprit et partant
sa manière. « Que voulez-vous, disait Chateaubriand à M. de Marcellus, on ne m'a jamais
appris à rire. » De fait, le Chat, comme l'appe-
laient ses amis, ne riait guère en public : il se
rattrapait dans l'intimité, du côté du sourire,
du sourire qu'on ne lui avait jamais enseigné
et où cependant il était passé maître. Que de
tendres souriceaux furent pris à ce piège !

1. *OEuvres choisies de Chamfort*, édit. de Lescure, t. I,
p. 52.

A ces divertissements il trouvait apparemment
encore plus de suavité que d'amertume, car ni
l'âge, ni les infirmités ne parvenaient à calmer
sa fougue. Ce restaurateur du christianisme se
ruait, tête baissée, vers l'impénitence finale.
Dans sa vie, la volupté fut, avec la rédaction de
ses *Mémoires*, et, pendant un temps, la politique,
la grande affaire ; s'il connut la continence, ce
fut à regret, lorsque l'extrême décrépitude la
lui imposa. A cinquante-six ans, on le voit du
dernier bien avec Mme de Castellane et avec une
ancienne muscadine un peu fripée, Mme Hamelin. A plus de soixante ans, il s'encanaille
avec une petite femme de lettres, jeune, jolie,
effrontée, dévergondée, Hortense Allart, et, en
sa compagnie, court les guinguettes. Il pour-
suit ses relations galantes avec elle au moins
jusqu'en 1842. Il continue de lui envoyer d'ai-
mables billets dans le temps même où, « pour
obéir aux ordres » de son confesseur, il écrit
pieusement — et sincèrement sans doute — *la
Vie de Rancé.* — Par ce dernier trait, comme par
tant d'autres, caractère des plus illogiques et
des plus complexes, et qui ne peut guère s'expliquer que par la plus complexe des névroses,
l'hystérie.

Ajoutons à sa décharge que les tentations s'offrirent à lui plus nombreuses qu'à bien d'autres, et plus pressantes, jusque sur le tard. Une jeune inconnue lui ayant, en 1833, déclaré sa flamme dans la langue des Muses, il lui répond : « Je n'ai jamais été si tenté de ma vie... J'ai besoin de mes quarante ans de vertu pour résister à cette double attaque de votre beauté et de votre muse ; encore Dieu sait comment je m'en tire !... Que votre jeunesse ait pitié de mes catarrhes, rhumes, rhumatismes, gouttes et autres... [1] » La Muse dut sourire, comme lui-même, des quarante ans de vertu. Mais il avait, à ce moment, soixante-cinq ans et, lassé, sinon rassasié, il avait renoncé à feuilleter quelque roman nouveau. D'anciennes histoires continuaient de le distraire. Comme Royer-Collard, il ne lisait plus, il relisait. Juliette et Hortense suffirent désormais, ce semble, à sa curiosité, Juliette un peu compassée, Hortense plus gamine. *Amant alterna...* Hortense fut comme la Dubarry de cet illustre et charmant polisson [2].

« Sans la dignité, je ne comprends pas la vie », dit-il sentencieusement dans ses *Mémoires*, c'est-à-dire à la foule des lecteurs. En effet, là, en

1. V. Giraud, *Chateaubriand*, p. 283.
2. M. Léon Séché, *Hortense Allart de Méritens*, p. 106 à 140.

face du public, là, sur les tréteaux dressés par lui, il compose son visage, surveille ses attitudes, se drape avec dignité et se répand en propos nobles et graves ; mais, rentré dans la coulisse, le maître bateleur brusquement se détend, dit et fait mille folies, chiffonne les jupes de la grande coquette et gamine avec la soubrette. Ah ! le comédien délicieux et superbe [1] ! Et amusant sous ses deux faces !

Peut-être cependant fut-il un peu bien long à jeter sa gourme. Certes, quelque indulgence est acquise à ceux que grise « le vin fumeux de la jeunesse » ; mais, de tout temps, « les vieux marcheurs » ont été éminemment risibles, et leurs prouesses hors de saison ont soulevé le dégoût plus que l'admiration.

« Le châtiment de ceux qui ont trop aimé les femmes, c'est de les aimer toujours », disait Joubert qui, ce disant, pouvait songer au « pauvre garçon ». Et, de fait, en février 1847, quelques jours après la mort de Mme de Chateaubriand, le digne vieillard allait relancer Hortense et, au cours d'une promenade en voiture, se montrait « aimable et tendre ». Or, il avait, ce moment,

---

1. « Superbe comédien », dit de lui M. Jules Lemaître ; « éternel acteur », dit M. E. Faguet ; « étonnant rhéteur », ajoute M. P. Bourget, *L'envers du décor*.

soixante-dix-huit ans, était perclus de rhumatismes, pouvait à peine marcher, était sourd ou
à peu près. A bout de souffle, il tenait encore ses
amours illégitimes en partie double. Il n'avait
pas rompu avec Mme Récamier devenue aveugle.
Loin de là ; quelques mois après, il offrait, sup-
pliant, sa main — la droite, cette fois — une
main décharnée et roidie, à celle qui avait été
la belle Juliette. Spectacle falot ! D'un tempéra-
ment moins échauffé, celle-ci déclina l'offre —
l'aveugle refusait de porter le paralytique — fit
entendre raison à l'amoureux transi... transi par
l'âge et par l'atrophie musculaire, compagne du
rhumatisme. René dut se résigner au veuvage.
Malgré ses diableries passées, c'est à regret qu'il
se faisait ermite. Un an après, la mort le cou-
chait dans la tombe. Juliette avait raison : sacrement pour sacrement, le Mariage était, à ce
moment, moins opportun que l'Extrême-Onc-
tion.

*
* *

Cette fougue même, à la voir ainsi indomptée,
on se prend à penser, l'homme étant avant tout
un animal, qu'elle pourrait n'avoir été que la
résultante de quelque particularité organique.

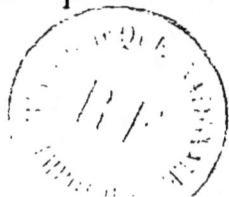

En quelques coups d'œil, l'éleveur reconnaît la
vigueur génésique d'un taureau : grosse tête,
front large, chignon haut et frisotté[1], poil dru
et de coloration intense, œil vif, encolure courte
et ramassée, ample poitrail, musculature puissante sans tendance à l'embonpoint, râble vigoureux, bassin plutôt étroit, brièveté relative des
membres postérieurs imprimant au profil dorsal
une direction oblique légèrement descendante
du sommet du garrot à la racine de la queue,
brièveté qui, par suite d'une sorte de balance-
ment nutritif, s'associe à un grand développe-
ment des organes de la génération[2]. Abstraction
faite naturellement de la direction du profil dorsal qui tient à l'attitude quadrupède, ce signale-
ment du bon reproducteur dans l'espèce bovine
vaut pour l'espèce humaine ; si l'on veut bien se
reporter aux pages 1, 2, 3 et 4, on verra qu'il répond
presque trait pour trait, et d'une façon singulièrement remarquable, à celui de Chateaubriand[3].

A s'en tenir à quelques notions courantes,

1. Lorsque le chignon présente ces caractères, on dit, dans
certaines contrées, que le taureau a de l'orgueil.

2. Consulter M. Diffloth, *Zootechnie générale; Zootechnie
spéciale ; Races bovines*, et les traités de zootechnie.

3. Ces caractères morphologiques se retrouvent, pour la plupart, chez celui que Taine appelait un taureau triste, chez Guy
de Maupassant, qui fit son métier de taureau un peu partout,

l'abondance de son système pileux faisait·déjà songer, du reste, au proverbial *Vir pilosus*[1]... Nous ne savons si son cou ramassé était pourvu d'une musculature assez puissante pour mériter la qualification de cou de taureau. Mais Lamartine lui trouve « le buste viril ». Ses jambes courtes attestent le bon reproducteur ; elles s'opposent manifestement aux jambes démesurément longues des eunuques châtrés de bonne heure, à celles non moins longues des géants dont la frigidité est bien connue.

Bref, Chateaubriand était, anatomiquement, de complexion amoureuse, ce qui explique ses ardeurs folles et follement tardives, les excuse en partie, — pourquoi, diable ! le bon Dieu lui avait-il fait les jambes si courtes ? — mais ce qui ne les justifie pas. La moitié supérieure de notre individu ne doit pas obéir sans contrôle aux tumultueuses révoltes de la moitié inférieure ; elle possède en elle-même, à quelque degré, les

surtout sur les grand'routes, au hasard des rencontres, — « trop de putains », lui écrivait Flaubert, — et qui mourut de paralysie générale.

1. En novembre 1819, Mme de Chateaubriand écrit à Mme Joubert : « Voici le Chat qui, malgré ses rhumatismes, se frisotte pour aller chez quelques mesdames..... » Chateaubriand, frisottant sa chevelure déjà naturellement bouclée, pour courir à quelque conquête, s'étudiait inconsciemment à accentuer certain trait qui lui était commun avec un frère inférieur.

moyens de les mâter. En juger autrement serait
permettre à l'homme de dépouiller, à tout ins-
tant, ce qui fait sa dignité d'être doué de raison,
de se ravaler, à verge que veux-tu, au niveau
de la simple brute ; ce serait lâcher sur ce
monde, à peine sorti de la barbarie, des bandes
d'humains de tous âges, retournés partiellement
au gorille et secoués de frénésie lubrique.

La réalité, objectera-t-on, ne répondit pas aux
apparences, puisque, malgré le sérail dont parle
quelque part une des correspondantes de Mme de
Duras, M^{mo} de la Tour du Pin, sérail souvent
renouvelé, il ne laissa pas de descendance. Cela
est vrai. En dépit de ses allures fringantes, Chateaubriand, ici encore, trompa son monde ; il
semble n'avoir été qu'un reproducteur des plus
médiocres, à croire que toutes ses passades
n'étaient que jeux de chat coupé. Chose des plus
surprenantes, il n'eut point d'enfants légitimes
et on ne lui connut point de bâtards.

Des saillies si multipliées accomplies par un
mâle aux formes pleines de promesses, et comme
résultat, le néant : contradiction étrange, dirait
l'éleveur qui n'ignore pas cependant que, même
chez le taureau, la mâle prestance est vaine parfois, moins quant à la salacité que quant à la
prolificité. En dépit des apparences, la graine

peut, en effet, être de qualité médiocre ou nulle.

L'éleveur sait aussi que la graine n'est pas tout, qu'il lui faut, pour germer, un terrain approprié. Certaines des terres ensemencées (?) par Chateaubriand n'avaient pas été, avant lui, stériles. Comme la domestication pour les femelles, une civilisation raffinée diminue, il est vrai, la fécondité de la femme. Mais les dames, souvent de haute race, chez qui fréquenta René, n'offraient point toutes un sol ingrat : plusieurs d'entre elles avaient auparavant donné des preuves de leur fécondité. Comment, avec René, le résultat fut-il invariablement négatif? On objectera qu'au milieu de leurs besognes, ces dames pouvaient être fort prudentes, concevoir pour René beaucoup d'amour, mais s'en tenir là, et s'arranger pour pécher sans concevoir. Tant de précaution, qui ne va pas sans quelque attirail, serait faite pour étonner dans des têtes si folles. On devait, j'imagine, y aller de franc jeu dans certain cabinet de verdure dont une marquise, naïvement impudique, aimait à évoquer le souvenir enivrant.

Que valait chez lui la graine ? Lui-même ne semble pas avoir été convaincu de l'excellence du produit. Sur ce sujet, il s'exprime avec une modestie qui ne lui est pas habituelle. « Privée d'en-

fants qu'elle aurait eus peut-être dans une autre
union... », dit-il en parlant de Mme de Chateaubriand. Faut-il voir là le demi-aveu que la stérilité de son mariage lui était imputable ? « Après
le malheur de naître, je n'en connais pas de
plus grand que de donner le jour à un homme »,
écrit-il dans ses *Mémoires*. Propos inattendu
dans la bouche de celui qui s'était constitué le
porte-enseigne du Christ, du Christ qui disait
et répétait impérativement à la foule : Croissez et
multipliez ; propos qui fait de Jésus un plaisantin
jouant là à l'humanité la plus vilaine des niches.

Il y a pis. Cette phrase des *Mémoires*, devenue
presque célèbre, est de la rhétorique, et de la
plus fausse. Et d'abord, la vie n'avait pas été
pour Chateaubriand si dure : le Ciel l'avait comblé
de nombreux dons ; son existence avait bien été
traversée de quelques mécomptes, mais il y avait
largement prêté les mains ; elle fut d'ailleurs
semée de quelques distractions. « Nul n'a été
plus aimé, et nul n'a plus joui de sa gloire et
de sa tristesse. » (Jules Lemaître.) Quant à ce
malheur si redouté : donner le jour à un homme,
il semble l'avoir affronté plus souvent que de
raison, et toujours avec plus de joie que d'épou-
vante, à moins que... à moins qu'il n'ait constam-
ment triché en amour, tricherie variée dont l'une

implique une maîtrise de soi singulière chez un homme que nous savons avoir été tout à la sensation du moment, — et quelle sensation ! et quel moment ! un moment où les plus rassis ne se connaissent guère, — ou à moins que, fort rassuré sur la valeur de sa graine, et partant sur le peu de conséquence de son geste, il n'ait su pouvoir renouveler celui-ci sans compter.

« Je sème l'or », telle était la devise de l'ancien blason des Chateaubriand, allusion aux pommes de pin qui couvraient l'écu, semant et dispersant leur pollen à tous les vents. Chateaubriand sema l'or, on le sait, et n'en fut que plus pauvre. Il fit mine de pousser plus loin encore la fidélité à la devise de sa maison. Mais ici le semeur n'eut rien d'auguste dans le geste : il se souciait vraiment trop peu de la récolte.

Et voilà notre semeur pris entre les deux mors d'un dilemme : ou il eut recours à quelque artifice, ou il manqua de certain pouvoir. Toutes les vraisemblances, et quelques témoignages, plaident en faveur de cette dernière hypothèse

*
* *

Un homme pourvu des apparences de la virilité et, malgré cela, stérile n'est point, hélas !

chose si rare. Vénus n'est pas une divinité
toujours propice ; elle malmène les plus grands
à l'égal des plus petits. Plusieurs de nos rois
en surent quelque chose. Sans parler de ceux
dont les mésaventures sont devenues légen-
daires, Louis XIV et Louis XV prirent tous
deux ce que, dans la langue élégante du temps,
on appelait « une galanterie », sans complication
fâcheuse pour leur virilité. Chamfort ne l'igno-
rait pas non plus, Chamfort dont le libertinage
avait, à vingt-cinq ans, ruiné la santé, et que
la crainte de se voir forcé de donner, dans la pri-
son des Madelonnettes, le spectacle de ses mic-
tions laborieuses poussa au suicide. Les jeux de
l'amour comportent de fâcheux hasards, et toute
la puissance génératrice peut sombrer à la suite
de la première rencontre. N'est-ce point là une
des causes, et non la moins efficiente, de la
stérilité totale, irrémédiable de tant d'unions
légitimes ? Peu nombreux sont ceux qui, jeunes,
ne se sont pas exposés au danger, et la faute est
si commune qu'on ne peut avoir que commisé-
ration pour la victime d'un hasard malencon-
treux.

La faute fait la honte, et non pas l'accident,

si le mot honte n'est pas ici trop gros.

Est-ce porter un jugement téméraire que de soupçonner Chateaubriand de s'être, jeune, souvent exposé au danger? Il est notoire qu'entre sa dix-huitième et sa vingt-deuxième année, il mena une existence fort dissipée, en un lieu, Paris, et à une époque où la dissipation était particulièrement pleine de risques. Il est non moins notoire que plus tard, pendant son long séjour en Angleterre où, comme on sait, grosse et petite avarie ne chôment pas, la chaîne conjugale lui fut singulièrement légère. Est-il besoin d'ajouter que le génie littéraire n'est pas un préservatif[1] ? René put, comme tant d'autres, conserver, l'orage passé, tous les dehors, à peu de chose près, toutes ou presque toutes les audaces de la virilité, et en avoir perdu la réalité animée, c'est-à-dire l'essentiel. Combien vont ainsi par le monde qui, dressant un râble vigoureux, et volontiers piaffeurs, ne sont, en fait, que de pauvres chapons, chaponnés par Vénus même!

« Le descendant d'une illustre amie de Chateaubriand répétait à qui voulait l'entendre que René ne fut qu'un adorateur malgré lui platonique[2]. » Sans nul doute, le descendant, cet

1. Voir l'appendice A.
2. M. J. Bourdeau, *La névrose de Chateaubriand*, *Journal des Débats*, 31 octobre 1911.

écervelé d'Astolphe de Custine, renseigné de
première main, avait reçu des confidences. Peut-
être, friand de paradoxe dans son langage
comme dans ses mœurs [1], exagérait-il un peu.
Qu'avait pu lui dire sa mère en termes relative-
ment décents ? Sans doute que *Colo*, comme
elle appelait familièrement Chateaubriand, s'en
tenait souvent aux bagatelles de la porte, que
souvent ses amours manquaient de hardiesse ou
de conclusion, ses tendresses d'épanchement,
que, tout en portant parfois beau et haut, —
très beau et très haut sans doute, comme com-
pensation à ses jambes courtes, — il lui arri-
vait de pécher par une désolante sécheresse,
somme toute, et peut-être pour calmer certaines
inquiétudes, qu'il n'était pas dangereux. Ce
langage laisse encore à *Colo*, pardon ! à Chateaubriand la part assez belle : il est des amours au
platonisme plus indigent.

A en croire Astolphe, l'approche de René
aurait donc été sans danger ; les dames pouvaient l'aimer en toute sûreté : amant impar-
fait, mais de tout repos, ses visites ne lais-
saient point de traces ; rien ne révélerait, au

---

1. Pédéraste notoire, il fut, en 1824, laissé nu, meurtri et
sans connaissance dans un champ de la banlieue de Paris par
quelques jeunes drôles qui avaient à se plaindre de lui.

bout de quelques mois, qu'il avait passé par là.
Toujours contradictoire, il aurait ainsi joint les
dehors d'un reproducteur de race à la déficience
substantielle de l'eunuque : pour les timorées,
toutes les joies[1]. S'il en fut ainsi, ce « roué
merveilleux », en dissuadant les autres de pro-
créer, aurait tourné son infirmité en précepte.
Adroite façon de donner le change, parade
habile contre le reproche éventuel de stérilité,
éternelle histoire du renard ayant la queue
coupée !

« Je n'ai jamais désiré me survivre », écrit-il
dans ses *Mémoires*. Phrase à figure bonasse, qui
ne blesse pas les oreilles, qui surtout les sur-
prend moins que ne l'eût fait cette autre qui
pourtant y équivaut absolument : « Je n'ai
jamais désiré me reproduire. » Ainsi, foin de la
marmaille ! A d'autres le soin de perpétuer
l'espèce ! Cette bonne Nature, en liant à la pro-
création une jouissance exquise, croyait assurer
la durée du genre humain, et faire toujours
l'homme quinaud. — Et ! que nenni, ma bonne

1. Lire dans *La Chronique médicale* (15 mars 1912) une
intéressante communication du Dr Millant qui montre que
certains eunuques peuvent se livrer à un simulacre complet,
auquel, en apparence, rien ne manque ; il n'y manque qu'un
petit quelque chose, mais, au point de vue de la fécondation,
ce petit quelque chose est tout.

dame, riposte l'intrépide coureur de guilledou.
A d'autres ! A moi le plaisir ; à d'autres le souci
et la charge de continuer l'espèce. La femme,
objet de ma poursuite acharnée, n'a jamais été
pour moi qu'un jouet fait tout exprès pour me
divertir, et l'amour qu'une délicieuse grimace.
A dupeur, dupeur et demi : bernique ! — Au
vrai, la femme et l'amour pouvaient-ils être autre
chose pour lui ?

Bref, si cette explication d'une stérilité décon-
certante, explication qui, cela va sans dire, n'est
qu'une hypothèse dont chacun appréciera, à son
gré, le degré de vraisemblance, si cette explication, dis-je, était la vraie, Philarète Chasles
aurait prononcé une juste sentence lorsque, se
faisant l'écho de propos circulant sous le man-
teau de la cheminée, peut-être dans le salon de
la comtesse Merlin où fréquentait le marquis
de Custine, il disait, en style lapidaire, Chateaubriand « amoureux sans danger pour la
vertu ».

S'il en avait été ainsi, la névrose héréditaire
n'aurait pu qu'en être aggravée. La perte de la
puissance procréatrice peut, surtout lorsqu'elle
n'est pas ignorée du sujet, troubler l'équilibre
mental. Elle risque de le troubler plus grande-
ment encore lorsqu'il était déjà peu stable. Les

caractères dits entiers ne se rencontrent guère que chez les hommes qui le sont.

Chateaubriand se qualifiait d'androgyne bizarre. Bizarre, en effet, car, loin de posséder les deux sexes, il est bien possible qu'il n'en ait eu finalement aucun. Il y a quelque vraisemblance pour que, toujours abondant en contrastes, ce héros d'alcôve n'ait été qu'un neutre [1].

1. Voir l'Appendice B.

APPENDICE A

(page 25.)

Loin d'être un préservatif, le génie littéraire serait une circonstance prédisposante si, comme le veulent les Drs A. Rémond et P. Voivenel (*Le génie littéraire*, 1911), il va généralement de pair avec un violent appétit sexuel.

Centre olfactif, centre génital et centre du langage s'alignent, sous forme d'agrégats cellulaires, dans la même région du cerveau. Mille fibres nerveuses, mille liens les unissent ; c'est dire qu'entre eux les relations de voisinage sont incessantes.

Que le sens olfactif guide et anime le génital, la chose est de notion vulgaire, crève les yeux : le chien, avec son nez indiscrètement fureteur et vivement affriolé, en fournit la démonstration quotidienne et publique.

C'est dans l'nez qu'ça l'chatouille,

suivant un refrain connu ; dans le nez et, par

ricochet, ailleurs. Les femelles, à l'époque du
rut, exhalent, en effet, une odeur très forte,
excitant physiologique des cellules olfactives,
et certaines femmes, vers leurs époques, ne
leur cèdent en rien. Dans l'espèce humaine, la
mimique faciale des jouissances de l'odorat et
celle du plaisir érotique sont à peu près iden-
tiques : toutes deux s'expriment par la contrac-
tion des mêmes muscles, ceux des ailes du nez
et de leur pourtour. La spelunque nasale est un
des gîtes où l'Amour se blottit, respire, flaire à
petits coups ou longuement renifle, — de là
sortait peut-être l'*Amour mouillé* d'Anacréon,
— et c'est sur les ailes du nez qu'on voit frémir
et palpiter celles du petit dieu malin.

La forme la plus haute du langage littéraire
est la poésie, disent MM. Rémond et Voivenel.
Or, n'est-ce pas l'amour, en termes physiolo-
giques, une vive excitation du centre sexuel,
qui, par ses irradiations vers le voisin, à savoir
le centre du langage, délie le plus souvent la
langue des poètes et inspire leurs chants ? Les
relations en apparence immatérielles qui unissent en série l'odorat, l'amour et le génie littéraire ne seraient ainsi que la traduction au dehors
et la révélation de contiguïtés et d'étroites con-
nexions anatomiques. Théorie séduisante et amu-

sante qui ne peut prétendre s'imposer, dès ce moment, comme une vérité démontrée, mais qui est une hypothèse ingénieuse digne d'être examinée. Fût-elle erronée, la plus mince hypothèse est utile : elle est une occasion de remuer quelques idées et forme le plus agréable et le plus économique des passe-temps [1].

D'autre part, peut-on ajouter, chanter l'amour serait un plaisir à peu près inoffensif s'il n'incitait à le faire. Le faire, ici commence le péril. Grosse et petite avarie, sans compter d'autres menus incidents, sont là qui vous guettent.

[1]. Si, par exemple, la violence de l'appétit sexuel était comme la condition du génie littéraire, les caractères objectifs du bon reproducteur, signalés plus haut, suffiraient à eux seuls pour distinguer en littérature le génie spontané du talent laborieusement acquis. La classification des littérateurs s'en trouverait notablement simplifiée. Point ne serait besoin d'étudier longuement leurs œuvres ; un simple coup d'œil — le coup d'œil de l'éleveur — promené de la tête aux pieds, avec pauses sur quelques régions importantes, servirait à les cataloguer et à les répartir en séries suivant le nombre et l'importance des signes dûment constatés. Un humoriste pourrait, comme début, enquêter sous la coupole de l'Institut, classe de l'Académie française. Peut-être y découvrirait-il une confirmation des vues de MM. A. Rémond et P. Voivenel : les fronts vastes, les poils drus, les cheveux bouclés n'y manquent point, ce semble, non plus que les jambes courtes. Mais, à bien voir, et comme contre-épreuve, il en trouverait peut-être proportionnellement tout autant dans une classe qui n'a rien de commun avec celles de l'Institut, celle des cantonniers.

Que de fraîches idylles s'achèvent de façon plus
chaude sur un lit d'hôpital ! Que d' « âcres bai-
sers », dont l'âcreté spéciale persiste ailleurs
que sur les lèvres de nos Saint-Preux ! Il est
poétique et plein de charme, l'embarquement
pour Cythère ; mais combien prosaïque est souvent le retour, et parfois combien piteux ! Poètes
et littérateurs mettent assez volontiers le public
dans la confidence de leurs amours déçues, de
leur âme blessée ; comme de juste, leurs confidences s'arrêtent là. Et pourtant maintes bles-
sures, pour être dites secrètes, n'en sont pas
moins réelles et cruelles ; mais, à l'exception de
quelques excentriques, comme Régnier, Stendhal et tel grand roi, faiseur de petits vers et
joueur de flûte, poètes et littérateurs n'en souf-
flent mot. Qui les en blâmerait ? Cependant, parfois tel accident, à échéance assez lointaine,
dévoile indiscrètement le passé : c'est ainsi que
la fréquence de l'ataxie locomotrice et de la
paralysie générale parmi les écrivains les plus
estimables du xıxe siècle donne à croire que la
grosse avarie, dont ces affections sont *presque
toujours* les suites, les atteignit dans une pro-
portion plus forte que le commun des hommes. —
A noter la rareté extrême de l'ataxie locomotrice et de la paralysie générale parmi les

prêtres et les moines, à qui un vœu farouche, celui de chasteté, généralement observé, sert de sauvegarde. — Cette fréquence relative de certains méfaits positifs de l'amour parmi les hommes de lettres, si elle était démontrée, viendrait à l'appui des vues de MM. A Rémond et P. Voivenel. Toutefois on pourrait, entre autres choses, objecter, non sans raison, que l'ataxie et la paralysie générale ne sont pas choses si rares parmi les médecins, dont la littérature n'a généralement rien de génial. En somme, la question reste à l'étude.

APPENDICE B

(page 29).

« Le vrai peut quelquefois n'être pas vraisemblable »,

aux yeux de certains du moins. Ainsi, dans *René*, qui, comme on sait, tient beaucoup de l'autobiographie, Amélie, c'est-à-dire Lucile de Chateaubriand, pour échapper à l'amour criminel qui l'entraîne vers son frère, entre dans un couvent et y prend le voile. Des critiques littéraires, des historiens ont, en face de cette situation, crié à l'invraisemblance et, eux aussi, se sont voilé la face. Or, voici ce qu'écrit M. le Dr Pierre Janet, professeur de psychologie au Collège de France, dont le nom fait autorité, au sujet des *obsessions* et des *impulsions géni-tales* chez les névropathes : « Combien de jeunes filles ont peur de rester libres, veulent se réfugier dans des couvents, parce qu'elles se figurent être poussées à s'approcher de leurs frères ou de tous les hommes qui entrent ». *Les Névroses*, 1910, p. 20.

La critique littéraire et historique, assez prompte, non sans raison parfois, à malmener le médecin lorsqu'il se hasarde sur ce qu'elle considère comme son domaine, serait peut-être mieux avisée en lui empruntant plus souvent quelques clartés. Chacune des sciences qui traitent de l'homme ne le fait connaître que sous l'un de ses aspects, donc d'une manière incomplète. N'accepter pour guide que l'une d'elles, c'est s'exposer à faire fausse route, à moins qu'on ne se résigne, par prudence, à piétiner sur place. « Tout est dans tout », disait ce malin de Spinoza qui, par cette formule simple et vaste, était assuré de ne rien oublier. Et, de fait, quelques rudiments de zootechnie applicables à l'homme viennent d'expliquer, croyons-nous, certain côté de Chateaubriand. Cette union momentanée, et d'apparence quelque peu chatnoiresque, de l'Art vétérinaire et de la Critique littéraire nous a paru plus féconde que ne le sont généralement les mariages de carnaval. Se munir de notions médicales et en tirer parti, quelle bonne gaule ce serait aux mains de la Critique pour tenir à distance l'intrus qui se plaît à pâturer sur les confins médico-littéraires ! Elle lui couperait l'herbe sous le pied ; elle lui ôterait le foin de la bouche à ce pelé, ce galeux : il irait ailleurs paître et braire. Le public des lecteurs y gagnerait : il trouverait exposé avec grâce, tact et mesure, dans une langue d'une élégance délicate, ce que l'ex-carabin, toujours enveloppé de relents d'hôpital, souvent porté à tromper l'inévitable nausée par quelque propos gaulois, ne sait guère, hélas ! que jargonner avec brutalité, incongruité et impiété. Cela ne vaudrait-il pas mieux pour tous, le pelé compris ?

L'objectivité de la critique littéraire et historique — la soumission à l'objet prêchée par M. P. Bourget — y gagnerait sans doute ; le point de vue réaliste, que n'ignorent pas les maîtres, s'en trouverait agrandi. Ce point de vue, à rez de terre, est encore, semble-t-il, celui qui trompe le moins : à preuve la mésaventure survenue à M. l'abbé Bertrin, pour avoir, s'abandonnant à de douces rêveries, voleté dans le bleu autour de Chateaubriand. Cet abbé, ce bon abbé, dirais-je, s'il n'avait été si méchant pour Sainte-Beuve, cet abbé, séduit, comme tant d'autres, non seulement par l'écrivain, mais par l'homme, eut, il y a quelque douze ans, pour Chateaubriand des tendresses toutes féminines. — Tant il est vrai que le destin de René était d'être aimé, et aimé n'importe où : vivant, on l'aimait dans les

alcôves ; mort, on l'aime dans de chastes pres-
bytères. — Les révélations et les jugements de
MM. J. Bédier, Léon Séché, André Beaunier,
A. Cassagne, Ch. Le Goffic, Jules Lemaître,
d'Audiffret-Pasquier et François Rousseau et de
quelques autres ont dû apprendre, depuis, à ce
pauvre abbé que, la sincérité religieuse de Chateaubriand mise à part, sincérité dont, au vrai,
nous ne saurons jamais rien, ses caresses
s'étaient égarées sur une tête diantrement
maquillée, et que lui, comme tant d'autres, avait
été mystifié. Pour lui, comme pour tous les
amoureux, l'amer désenchantement a dû venir
et, sans nul doute, à cette heure, il le point.
Passé, en effet, le temps des berquinades ! Et
celui des bertrinades aussi !

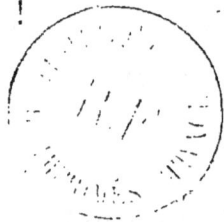

ÉVREUX, IMPRIMERIE CH. HÉRISSEY, PAUL HÉRISSEY, SUCC^r

www.ingramcontent.com/pod-product-compliance
Lightning Source LLC
Chambersburg PA
CBHW070840210326

41520CB00011B/2289